Gertrud Oft

Du bist geborgen
unter meinem Herzen

Für

---

zur Erinnerung an die Zeit der Erwartung

Gertrud Oft

Du bist geborgen unter meinem Herzen

Vom Zauber der neun Monate

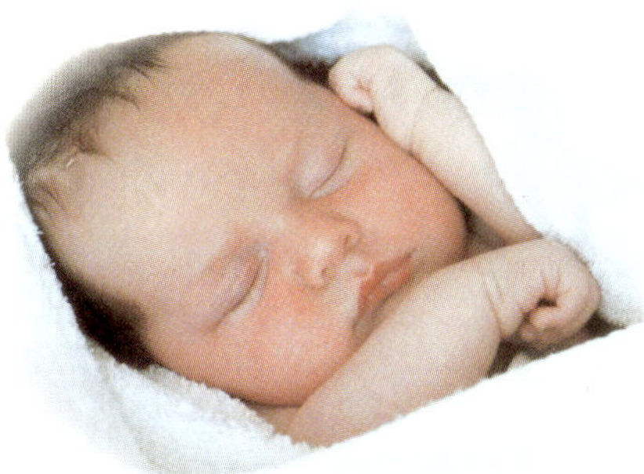

Kösel

Worte sind reife Granatäpfel,
sie fallen zur Erde
und öffnen sich.
Es wird alles Innere nach außen gekehrt,
die Frucht stellt ihr Geheimnis bloß
und zeigt ihren Samen,
ein neues Geheimnis.

Hilde Domin

Du bist da

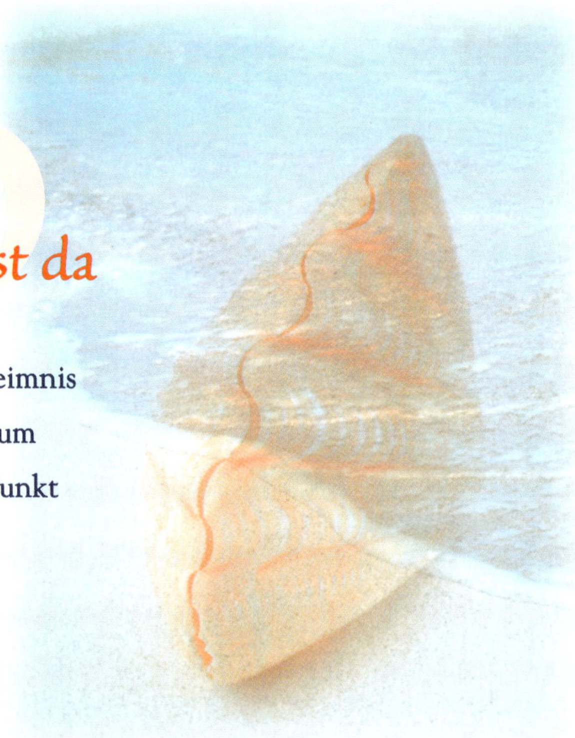

Das Geheimnis
wird zum
Keim-Punkt

An die werdenden Eltern

Es hat begonnen …
und beginnt zu wachsen.
Es hat das Leben gewählt
und euch bestimmt,
das sichtbare Werden
zu bewahren
und zu beschützen.

Freut euch –
es wohnt schon in eurer Mitte
und begegnet euch jeden Tag
in euren Vorstellungen.
Geborgen in fruchtbarer Hülle
schenkt es euch
das Ur-Vertrauen seines Wesens.

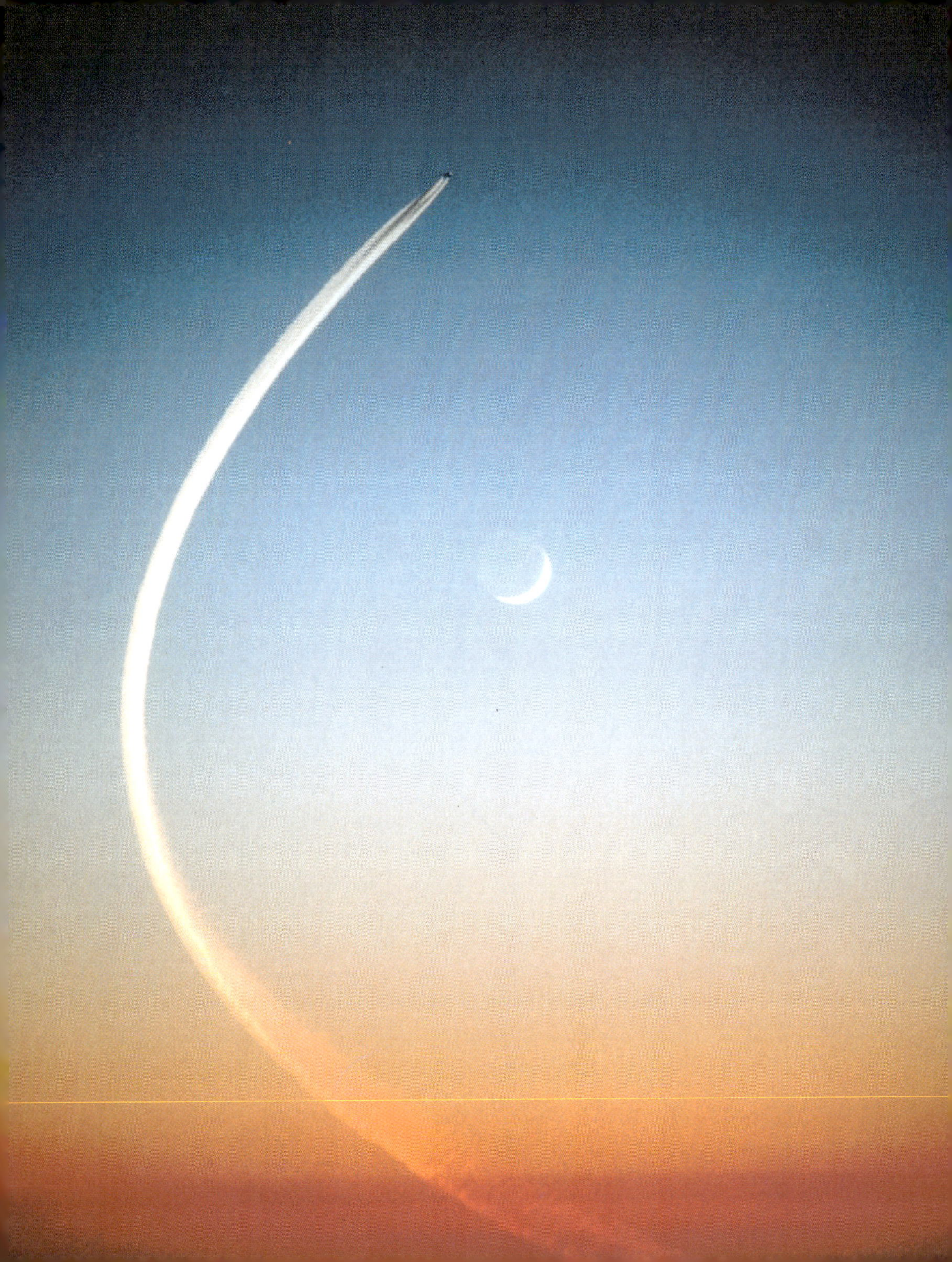

Der Anfang
beginnt schon jenseits
unserer Vorstellungen.
Aus dem »Nichts«
drängt das Leben ins Sein.

Gedanken einer Mutter

Es hat Raum
in meinen Gedanken.
Es hat Platz
in meinem Herzen.
Es füllt die Tage aus
mit dem Gefühl
hoffenden Wartens
und mit der
stummen Bitte:
»Sei gesund!«

7. Woche ______________________________

Wer bist du –
ein Sohn oder eine Tochter?

Namen
haben wir schon ausgesucht
für dich
und so manches dabei bedacht.

Passt dieser ausgewählte Name zu dir?
Wird dir einst dein Name gefallen?

Rufen wird man dich
bei deinem Namen –
jetzt aber
ist dein Name nur Schwingung
von mir zu dir.

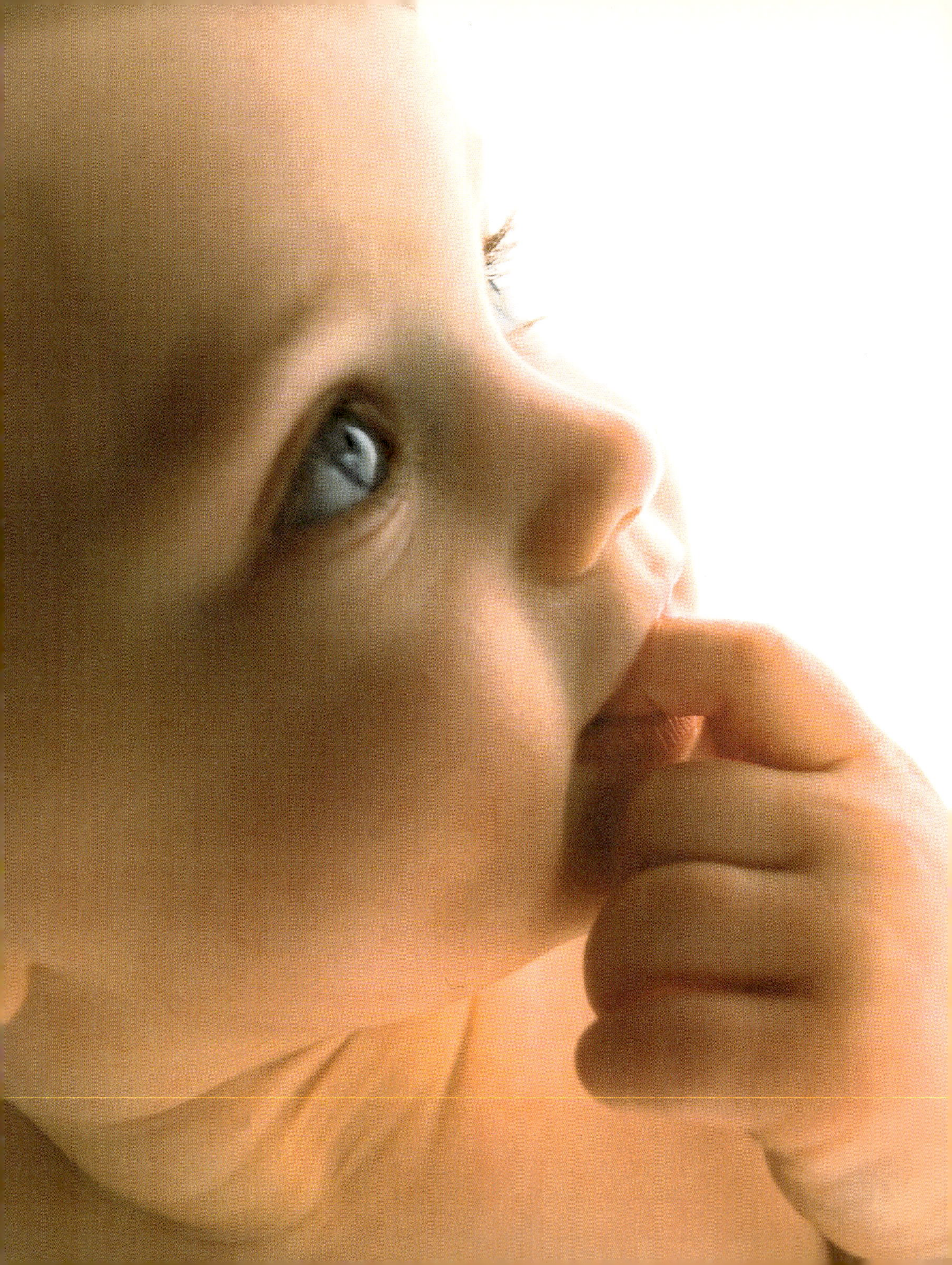

Ich sehe dich vor mir –
dein Gesicht ist so klar
wie das Bild, das dich spiegelt.

Weiß ich doch, dass du mir
im Traum begegnet bist,
wirklich und lebensnah.

Sicher bin ich und gewiss,
dass du es bist.
Hoffnung, auf die ich vertraue.

9. Woche

Ich denke an dich,
teile mein Leben mit dir
und ordne meine Lebensweise bewusster.

Wir, dein Vater und ich,
achten darauf,
dass es dir gut geht.
Aufmerksam beobachte ich
die kleinen Veränderungen bei mir,
und meine Überlegungen zur Lebensgestaltung
schließen deine Bedürfnisse mit ein.

Mein Appetit ist so groß,
dass ich dem Reiz
anregender Gerüche kaum entgehen kann.
Hat es mit dir
und deiner Entwicklung zu tun?

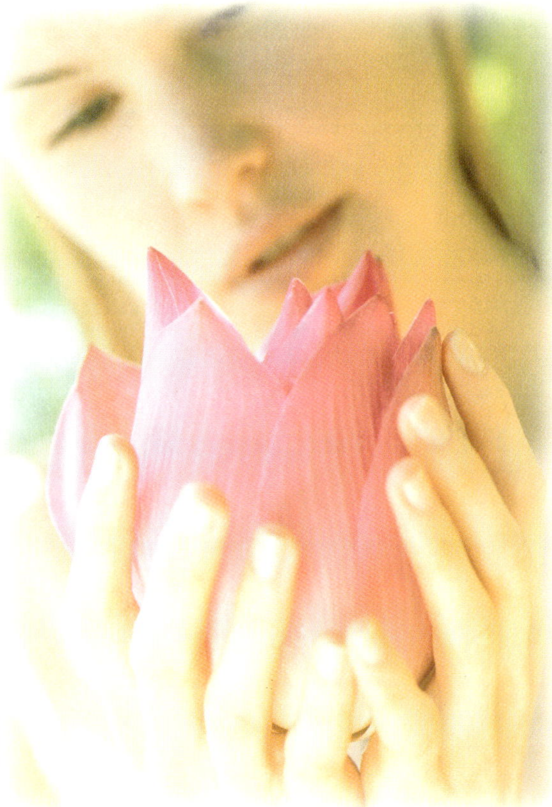

Noch so winzig bist du
und schon schlägt dein Herz fürs Leben.
Zwei Herzen in meinem Körper –
und doch schlägt das deine für dich.

Du hast dich
in die Geschichte des Lebens eingereiht.
In dem zeugenden Kreislauf
bist du das Erlebnis,
das Augenblick um Augenblick
pocht,
auch für mich und mein Leben.

10. Woche — Gebet

Dir vertrauend, himmlischer Vater,
übergebe ich meine wiederkehrenden Ängste,
die mich so unsicher bewegen in dieser Zeit.

Dir gehörend weiß ich doch,
dass du es bist,
der alles vermag und dem nichts verborgen bleibt.

Dir nicht gleichgültig baue ich
auf deinen Schutz und die wachenden Engel,
die Geleit geben auf dem Weg ins Ungewisse.

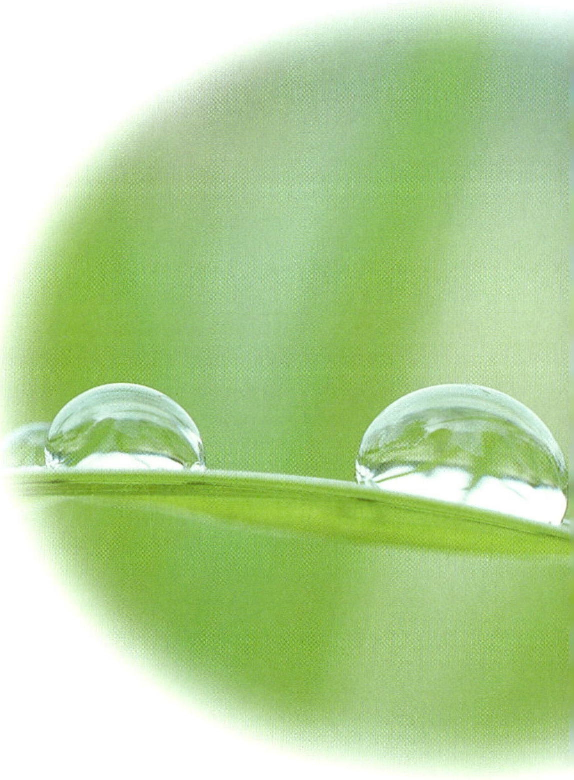

11. Woche

Dein Menschsein bildet sich
im schützenden Fruchtwasser,
das deinen kleinen Körper umfängt.

Die Fruchtblase umschließt das Ganze
und gibt dir sicheren Wohnraum
in fließender Bewegung.
Darin die wiegende Zärtlichkeit
deine empfindsamen Glieder streichelt.

In wohliger Wärme reifst du
und bist die Frucht, die irgendwann aufbricht.
Wo aus dem Keim
das Verborgene ins Licht der Welt wächst.

11. Woche

In meinen Gedanken sammeln sich Fragen,
denen ich nicht ausweichen kann:

Werde ich dir eine gute Mutter sein
und dein Vater dir ein guter Vater?

Werden wir Zeit haben für dich auch in Zeiten der Unlust?
Werden wir dir die nötige Geborgenheit schenken?
Werden wir erspüren, was dich bewegt?

Werden wir mit dir lachen, trauern und
auch aushalten, wenn du uns immer wieder forderst
in deiner Hilflosigkeit?

Werden wir dich bejahen und lieben können ein Leben lang?
Werden wir dir, dein Vater und ich, Weg-Weiser sein?

Wünsche, die dir erfüllt sein mögen.
Fragen, denen wir uns aber immer neu stellen müssen.

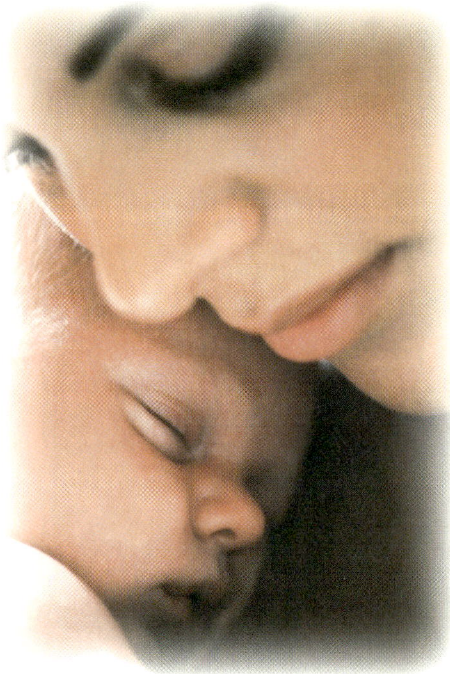

12. Woche

Du bist zur Lebensmitte geworden,
und Umarmungen gleich
kreisen Regungen der Gefühle dich ein.

In der Woge der Erwartung
flutet durch offene Schleusen
die Freude nach draußen
und teilt sich im Ergriffensein mit.
Im Strudel der Erinnerungen
tausche ich
mit anderen Müttern meine Wahrnehmungen aus
und lausche dabei
den tiefgründigen Worten derer,
die schon geboren haben.

Deren Lebensquelle hell sprudelt
im verspielten Lauf sich verströmend
und durchdrungen von unbändiger Kraft.

Wie werden deine Lebens-Chancen sein
in der Welt,
in die du geboren wirst?
Wird dein neuer Lebensraum
dir Ermutigung sein,
wenn deine suchenden Augen sich weiten?
Wird dein erster Atemzug
zum Lebensodem werden
in der Zeitspanne deines Daseins?

Ich wünsche dir Hände,
die dich bergen bei deiner Geburt,
und offene Arme,
die dich glücklich umfangen.
Ich wünsche dir Augen,
die über dich wachen
und dir Aufmerksamkeit schenken
nach deiner erwarteten Ankunft.
Ich wünsche dir das rhythmische Ein und Aus
lebensspendenden Atmens
und die sichere Obhut in einer Heimat,
wo die Liebe wächst,
um dich in das Land
deines Lebens zu führen …

13. Woche

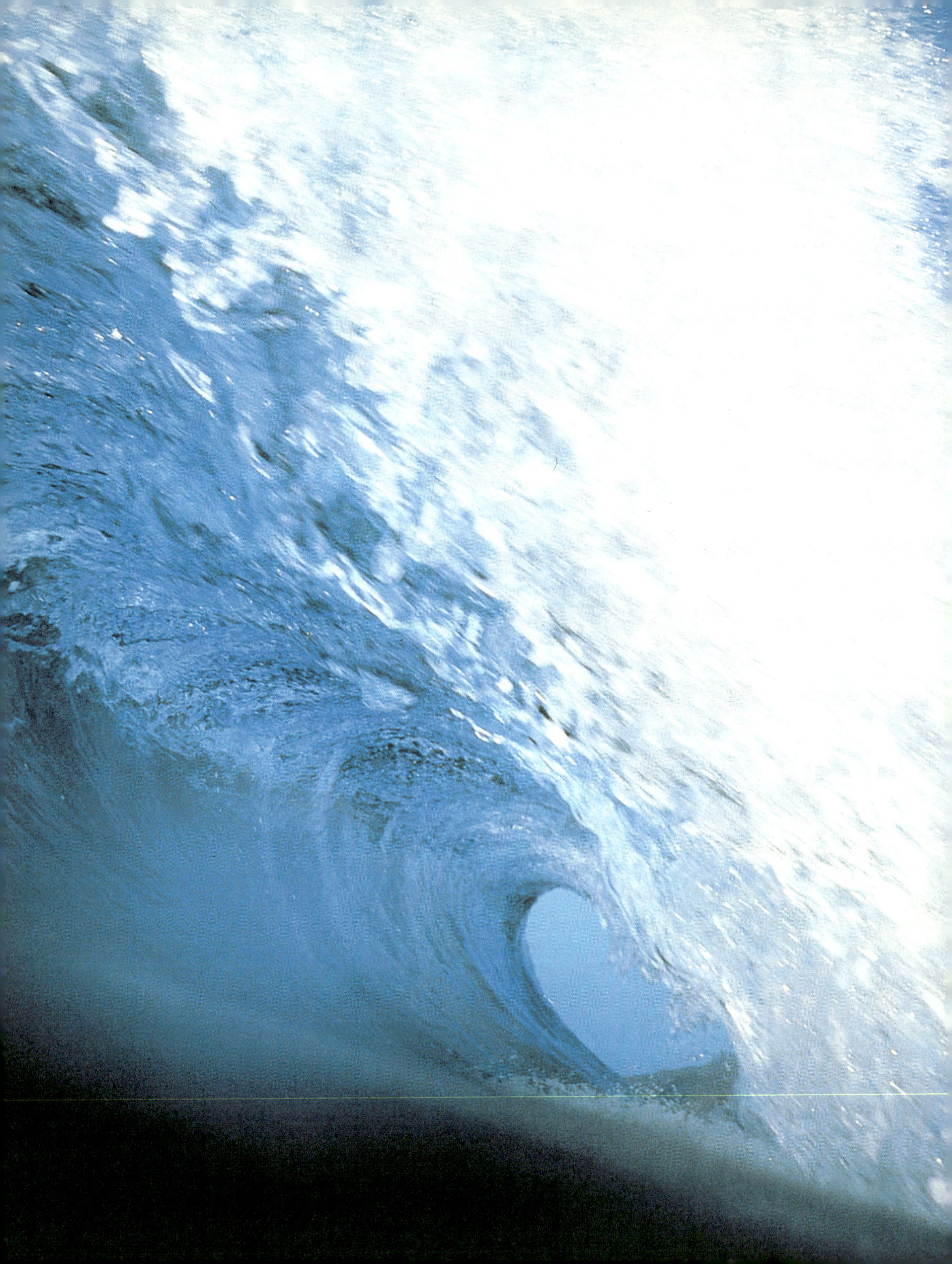

Im Ultraschallbild
sind deine Bewegungen jetzt sichtbar –
du machst schon kleine Purzelbäume
in deinem Wasserbett
und gleitest flink
von der einen Seite zur anderen hin.
Deine Reflexe
zeigen sich immer deutlicher,
und es scheint mir:
Du bleibst ein Rätsel
und ein Geheimnis zugleich.

Mein Kind,
wir kennen uns noch nicht.
Du weißt nichts von mir,
aber du willst leben.
Hineingenommen
in dieses Geschehen
spüre ich die Verantwortung
und dass du abhängig bist von mir.
Dein gutes Gedeihen ist verbunden
mit meiner Bereitschaft,
mich einzulassen auf deine Gegenwart,
und du spürst sehr wohl,
wie meine augenblickliche Befindlichkeit ist.

In deiner kleinen, stillen Welt
empfängst du die Signale meines Wohlbefindens
und auch des Kummers.
Die Stimmung überträgt sich
durch die verschiedenen Kanäle unserer
Verbindungen,
und du hast teil an Gefühlsbewegungen,
die dich beleben und erfreuen.
Auch jenen,
die dich betroffen machen
und erschüttern können.

15. Woche

Die sich ergebenden körperlichen Bewegungen
in meinem Tagesverlauf
kannst du schon fühlen –
und die warmen, dir wohltuenden Hände auf meinem Bauch
sind ein Berührungserlebnis für dich.
Deine Sinne nehmen diese Tastzeichen wahr
– sie regen das fühlende Empfinden an –,
dabei drehst und wendest du deinen zarten Körper
je nach Verlangen.
Die stete Bewegungsfähigkeit
ist deine früheste Erfahrung.
Doch jetzt übst du, deine Lage zu verändern,
sie eine Weile beizubehalten, um zu lauschen.
Du kannst jetzt greifen,
ein wenig Fruchtwasser trinken
und deinen kleinen Körper ausdehnen.
Deine Sinne verfeinern sich
und sind schon Ausdruck einer geistigen Entwicklung.

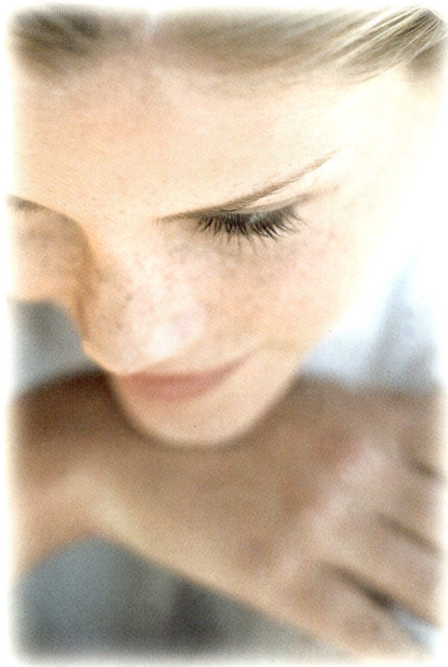

Süße Ahnungen spüren die tastenden Regungen
des Wachsens auf,
die in der Ausdehnung des Körpers spurenweise
belebte Wölbungen zeichnen.
Das vorherige Werden gleicht dem Raunen
eines zärtlichen Vorspiels,
das sich erweitert
und wirkt,
darin die fließende Bewegung kundtut:
»Du bist da!«

16. Woche

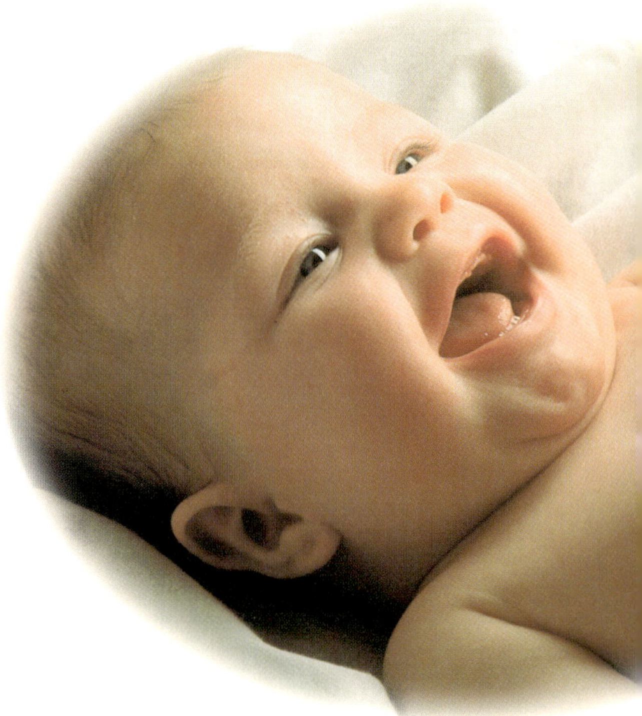

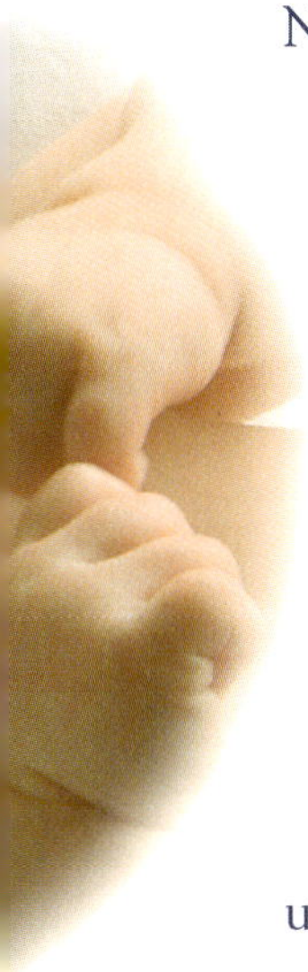

Du wirst mir nichts ersparen …

Nicht die Wachstunden an deiner Seite,
wenn du krank und einsam bist.

Nicht die Mühe deiner Entwicklung,
wenn du erlernte Fähigkeiten ausprobierst.

Nicht die Sorge um dein Wohlergehen,
wenn du die eigenen Schritte wagst.

Nicht sparen wirst du aber auch
mit deinem Kinderlachen,
wenn du glücklich bist
und helle Lebensfreude
deinen und auch meinen
Blick verklärt.

16. Woche

17. Woche

Unsere Gedankengänge,
die schon auf dein Kommen gerichtet sind,
führen vorausschauend hin
zur Stätte deiner Geburt.
Dort, wo dein Eintritt
in eine unbekannte Welt
dir erleichtert werden wird
und wo die schützende Obacht helfender Menschen
Bedingungen ermöglicht,
die zu gegebener Zeit deinem Wohlgefühl dienen.
Suchend sind wir unterwegs mit dir,
folgen den Angeboten, stets abwägend,
und finden hin zu dem, was die innere Stimme uns rät
in bewegter, kreativer Freude.

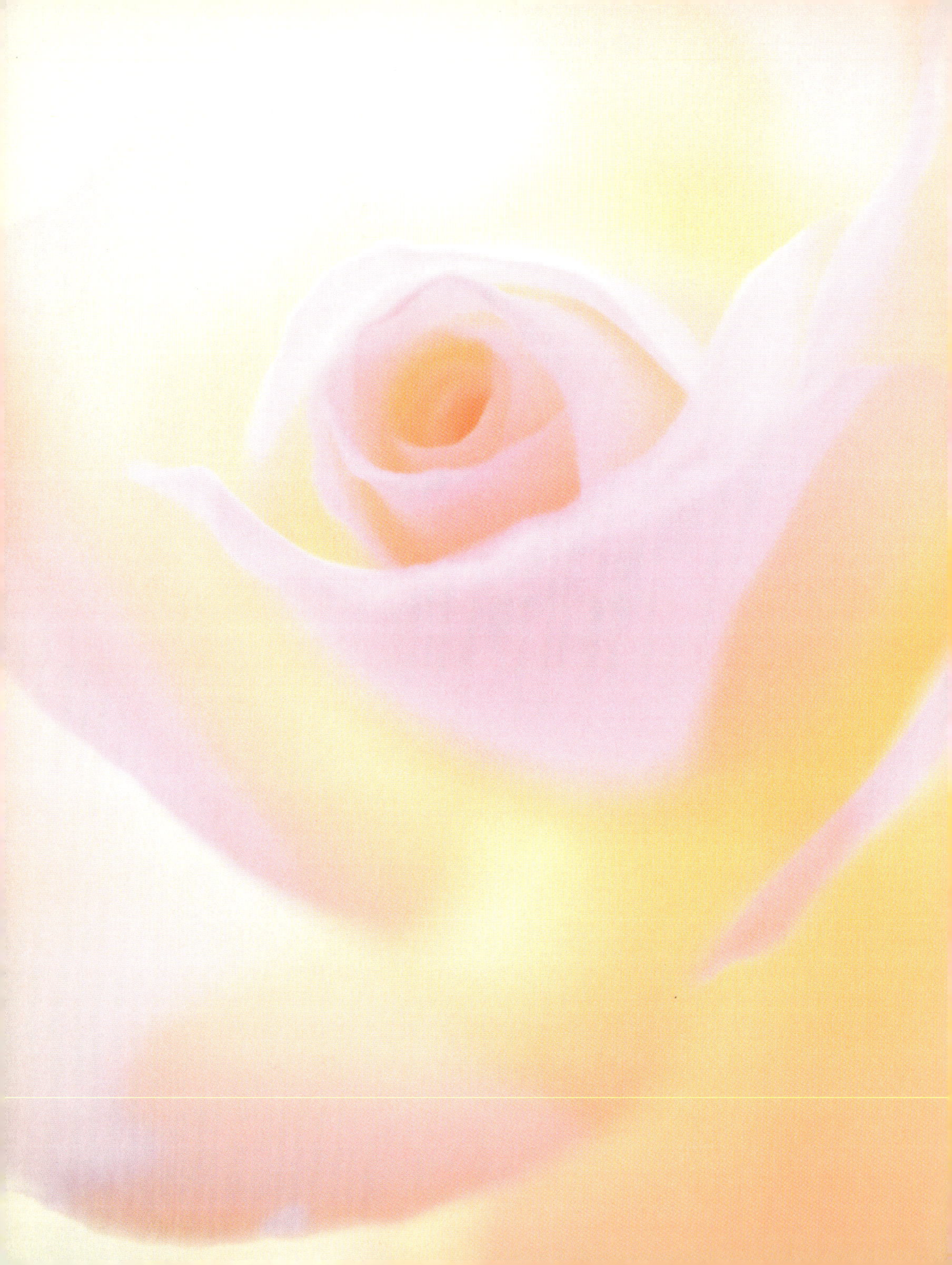

Im Vertrauen schwingt Hoffnung mit,
und die Klarheit,
die im sicheren »Ja« zugegen ist,
verschenkt sich in der Zustimmung
an das werdende Leben.
Dieser Zustand
taucht ein in den Frieden der Seele,
traut dem möglichen Gelingen
und ist erfüllt
von unsagbarem Glück …

18. Woche

19. Woche

Nun ist das Ereignis sichtbar geworden;
und die unvermutete Gewissheit verdeutlicht mir,
dass du ein Mädchen/Junge bist.
Die fühlende Wahrnehmung deines Vaters
hat sich bestätigt
und ist zur Wirklichkeit geworden.
Seine Vorstellung
war schon ahnende Begegnung mit dir
und sein verborgenes Sehnen suchte dich,
das andere Wesen.
Du bist jetzt unser ungeborenes Kind –
und wirst in Zuversicht
mit offenen Herzen von deinen Eltern erwartet.

Noch sind wir beide eine einfühlsame Einheit
und schwingen im vertrauten Klang.

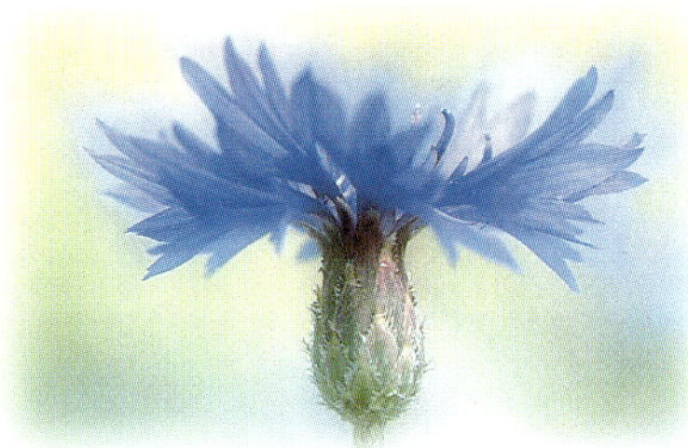

20. Woche

In manchen vergangenen Augenblicken
wartete ich innig auf das Zeichen
deiner ersten spürbaren Lebensregungen.
Doch nun beginnst du sanft dich mir mitzuteilen
und kaum merklich, so wie ein Blütenkelch sich öffnet,
entfaltest du deine zarten Glieder und berührst
ganz leicht die innere Bauchwand.
Diese Wahrnehmungen möchte ich festhalten,
um das geheimnisvolle, eigenständige Wachsen
und deine Bewegungen in mir mit Freude zu umschließen.
Im Schutz meines Körpers wohnst du noch,
bist getragen in meinen Gedanken und in meiner Seele.
Und dein zartes Anpochen erinnert daran,
dass das Zerbrechliche gepaart ist
mit der ursprünglichen Kraft
zu wachsen,
zu erhalten
und hervorzubringen den Schöpfungsgedanken,
damit das scheinbar Unmögliche
möglich und wahr werden kann.

21. Woche

Deine Bewegungen,
die jetzt zeitweise stärker
und tagelang
deutlich vermehrt erscheinen,
sind wieder geringer geworden.

Deine Lebendigkeit
festigt die immer größer werdende Vertrautheit
zwischen uns.
Durch die auffällige Ruhe aber
ziehen dunkle Gedankenwolken und fragen an:

Fühlst du dich wohl
in deiner scheinbaren Unbewegtheit?
Wirkt da drinnen die waltende Kraft
allumfassend,
ganz lärm- und schadlos weiter?

22. Woche

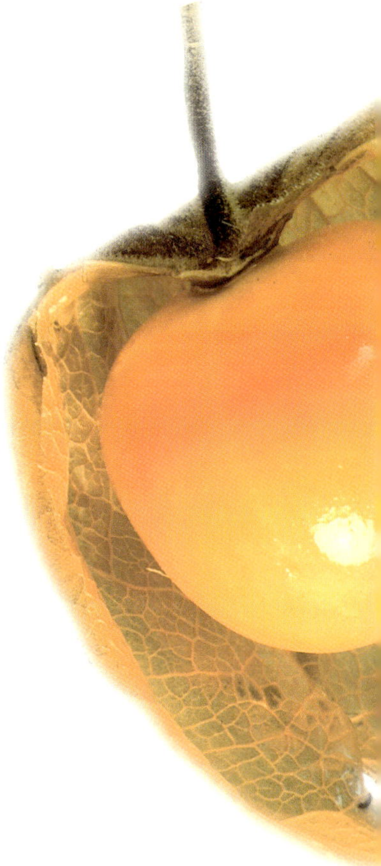

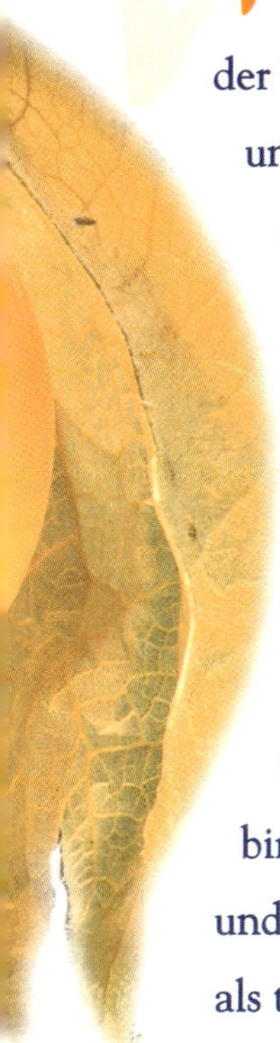

Wächst doch die Zeit
der Reifung entgegen
und vollendet
das Wirkliche.

Die Freude
über das Erhoffte
nimmt das noch Ungelöste
und Fragwürdige mit an.

Im Bereitsein
bindet sich die sorgende Verantwortung an das Gegebene,
und durch die Tat bricht wieder gereifte Frucht hervor
als tragende Erfüllung.

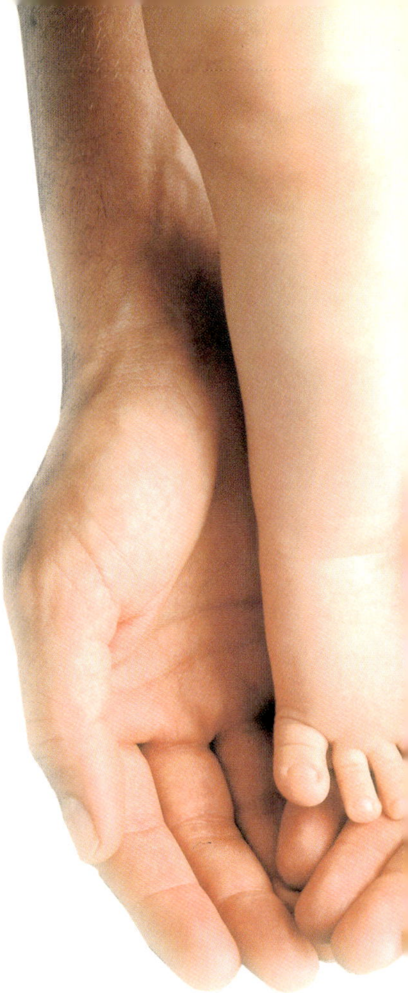

23. Woche

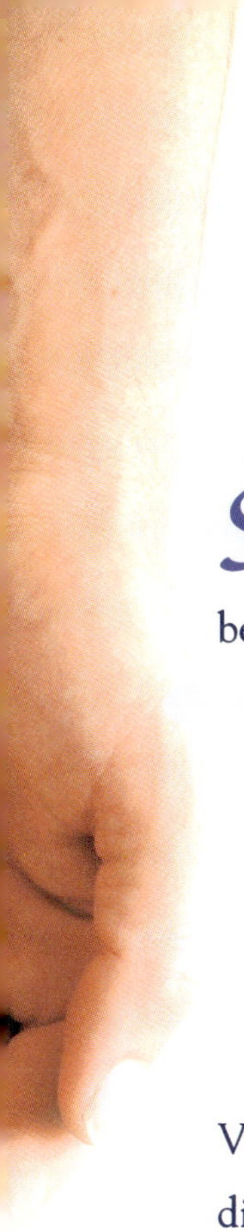

Sorgenvolle Gedanken
bedrücken mich zuweilen
und schüren die Angst vor dem Ausgeliefertsein.

Kann ich dich schützen und bewahren
vor schädigenden Einflüssen,
wenn diese mich ungewöhnlich schwer treffen?

Vor Erkältungen, Ansteckungen,
die im Zeitlauf unserer innigsten Verbindung
das Werk deiner Heranbildung angreifen können?

Dich locken zu meinem Erstaunen schon
die rhythmischen Klänge von außen an und führen dich
in das harmonische Spiel leiser Melodien.

Du hältst inne, wirst still und gewöhnst dich
hingebend an den wiegenden, klingenden Takt
und vergnügst dich im stimulierenden Reiz der Klangwellen.

Du bist ganz eingestimmt im Horchen,
und wie ein mitschwingendes Pendel
bringst du dich am Ende vibrierend ein.

Denn unter meiner aufgelegten Hand
spüre ich den Widerhall deiner Gefühle
und den Gleichklang unserer Empfindungen.

24. Woche ______________________________

In deinem Schutzraum wirst du nun
noch eine gute Weile leben
und träumend in Geborgenheit,
mein kleiner Liebling, dich bewegen.

Ich singe leise dir ein Lied –
für dich allein; es soll uns niemand stören.
Das Glück, die Freude in uns, ist
ganz zart – dass es nur nicht zerbricht!

Mein Sehnen und die sanfte Last
bergen einen Wunschgedanken:
die kleine Wiege dir zu richten
und dass du eine gute Mutter hast.

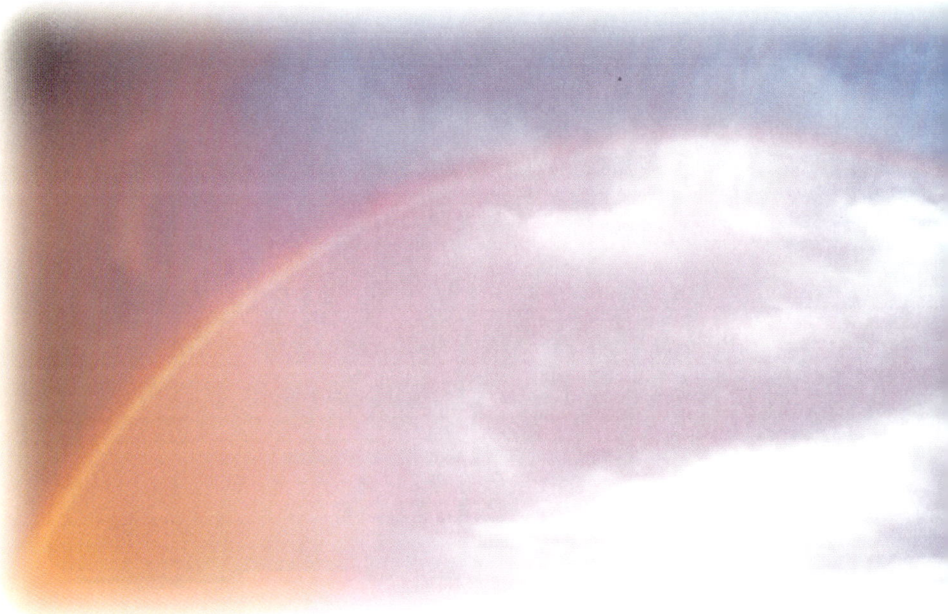

26. Woche

Meistens schenken die Abendstunden
auch besinnliche Momente der Sammlung,
die frei von äußeren Störungen sind.
Nach innen gewandt
folge ich gerne dem fachlichen Rat
der Schwangeren-Unterweisung
und spreche dich, mein Kind,
mit einfachen Worten sehr deutlich an.
Die wiederholten, klaren Impulse
wecken das aufmerksame Hinhören in dir,
und im Wiedererkennen der Laute
nimmst du wachsam und für mich wahrnehmbar
diese Eingebungen an.
Durch den Anreiz neugierig geworden und motiviert
kommst du, kontaktfreudig,
wie du bist,
dieser Herausforderung entgegen.

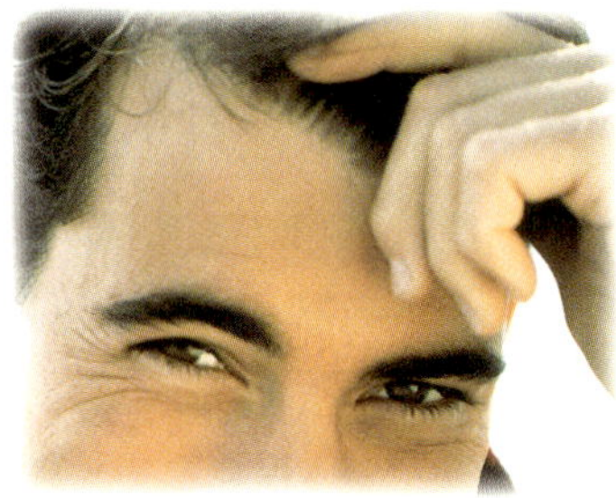

27. Woche

Gegenüber –
im Gesichtsausdruck deines Vaters
schimmert eine kurze Zeit lang schon
das werdende Andere auf,
und bildhaft zeigt sich darin
die Fülle seiner liebenden Vaterschaft an.
Das eindrucksvolle Erlebnis
birgt in seiner Dichte alles,
was ich mir wünsche für dich,
unser Kind.

Seltene Erscheinungsbilder
des Lebens,
die aufleuchten und sich einprägen
in einer Intensität
und Tragweite –
die alles ausfüllen,
in einem einzigen Augenblick …

Ich wurde nicht gefragt

bei meiner zeugung
und die mich zeugten
wurden auch nicht gefragt
bei ihrer zeugung
niemand wurde gefragt
außer dem Einen

und der sagte
ja

Kurt Marti

Gegen die Stimmen der Angst von außen
signalisiere ich dir:

Komm – du bist unsere Hoffnung!

Gegen den Einwand von außen,
der Missstände und Ausbeutungen beklagt.

Komm – du bist ein Geschenk für uns!

Gegen das lieblose Denken,
in dem die planvollen Absicherungen gelten.

Komm – du bist das Licht in der Finsternis,
bist Wagnis und Vertrauen,
Weg und Ziel für uns!

29. Woche

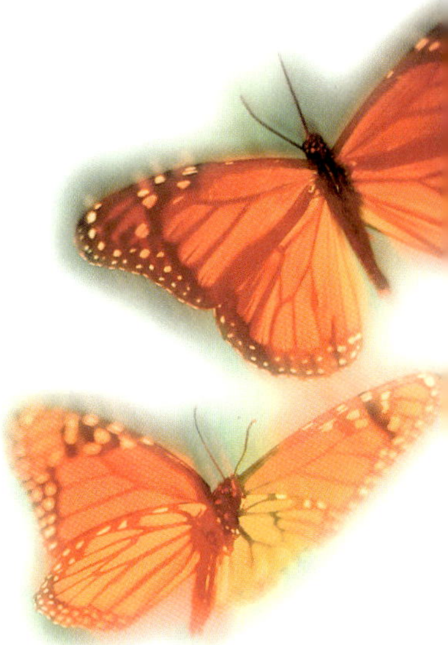

Der freie Raum in mir
verkleinert sich immer mehr für dich.
Deine kraftvollen Dehnübungen
und der erweiterte Bauchumfang
weisen auf das Heranreifen hin.
Du bist schon eine kleine Persönlichkeit,
die entgegengebrachte Gefühle
beantwortet oder ignoriert;
denn deine bewegten Reaktionen
halten überraschend inne, wenn dir danach zumute ist.

Fühlend handelst du
und neckst deinen Vater,
der hingebungsvoll
das fühlbare Zeichen
deiner Existenz erwartet.

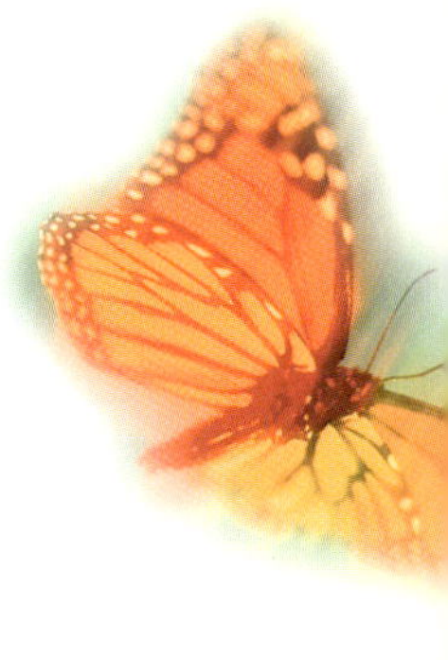

30. Woche

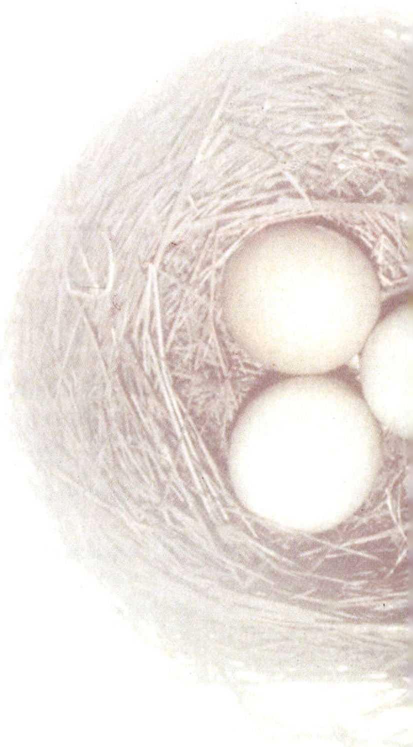

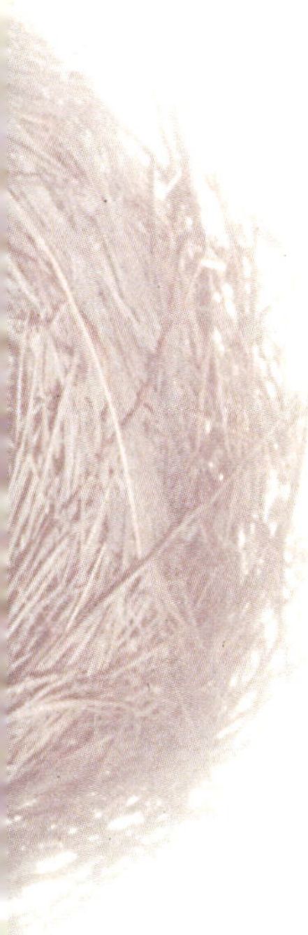

Zu gegebener Zeit bauen die Vögel
rechtzeitig ein schützendes Nest
für ihre Jungen.

Deine Geburt
wird mit Freude erwartet,
und wir beginnen damit,
das Heim für dich zu gestalten.
Überlegte Planungen bewegen uns
zu ersten Anschaffungen,
um deinen Lebensraum einzurichten.
Wir wägen und werkeln
auf deine Ankunft hin –
geführt von dem Gedanken,
du mögest dich angenommen fühlen
in deinem Elternhaus
und dass du von wärmender Liebe begleitet
hier leben, lieben
und »zu Hause« sein kannst.

Für niemanden
hat diese Zeit der neun Monate
eine größere Bedeutung
als für dich und uns.
Wir und du.

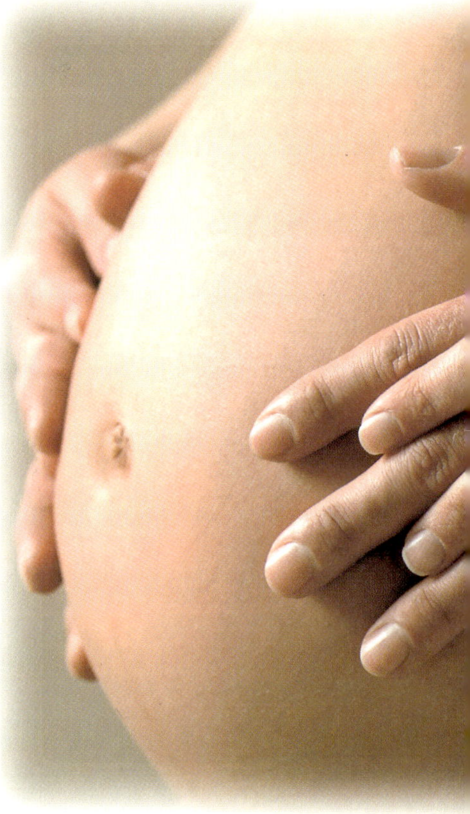

31. Woche

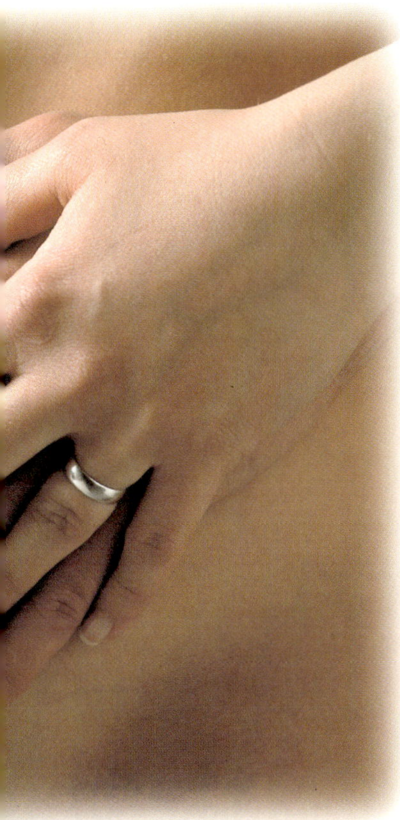

Die Zeit ist angefüllt mit
suchen, warten, entdecken,
mit zweifeln und fragen.
Im Ergriffensein wachsen wir,
spüren die Begrenztheit,
reifen hinein in die Rolle
als Vater und Mutter.

Wir erahnen
das Staunen,
wenn du dich
aus der Enge befreien
und ankommen wirst.

Von meiner beruflichen Tätigkeit entbunden,
gehe ich jetzt mit dir
in die beginnende Endphase unserer Zweisamkeit.
Du bist mir so vertraut geworden
in den gemeinsamen Tagen deiner Entwicklung,
und die letzten, wenigen Wochen machen deutlich,
dass ich dich loslassen muss.
Dabei hilft uns die gefühlsmäßige Verbundenheit,
um es miteinander zu schaffen –
weil Glück und Angst uns bewegen.
Bei deiner Geburt
bist du entscheidend mitbeteiligt
und im Vertrauen zu meinen Möglichkeiten
und zu dir
werden sich unsere Körper trennen.
Wir können nicht ineinander verschlungen bleiben,
sondern
wir werden nebeneinander unsere Wege in die Zukunft gehen.

Ich möchte reif werden
für mein Loslassen.
Und auch du musst reif werden,
damit dein Wille erstarkt
als Wille zum Leben.

32. Woche

33. Woche

Deine Geburt –
als Hürde und Bewältigung
mit Angst und Hoffnung
steht noch vor mir.

Eine Ungewissheit –
die zur Endgültigkeit wird,
wenn die Macht des Gebärens hereinbricht
wie die Ur-Kraft in der Natur.

Die Schmerzen –
sind Zeichen und klare Forderung,
mich einzulassen auf Spannung und Befreiung.
Sich öffnen müssen der Stunde, wenn das Leben leben will
und Gegenwärtiges verändert.

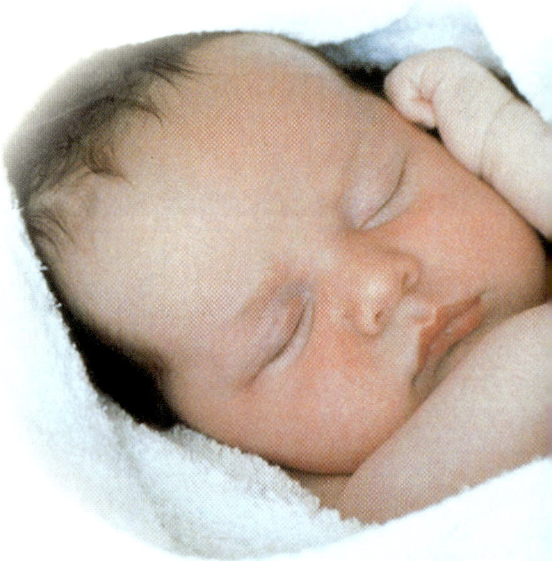

34. Woche

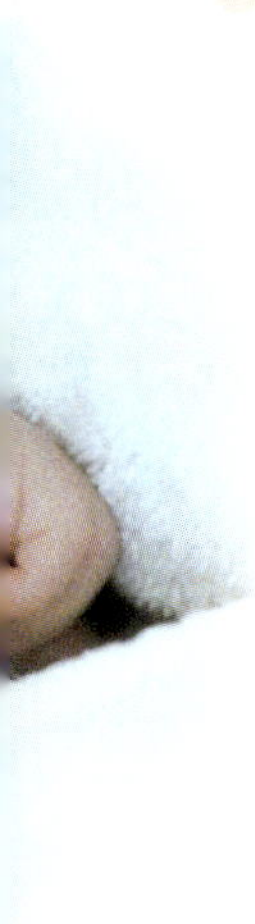

Klein und nackt
wirst du in diese Welt geboren.
In deiner anrührenden Hilflosigkeit
bist du
auf unsere liebevolle Zuwendung angewiesen.

Viele verborgene Fähigkeiten bringst du mit,
eingeleitet von vorherigen Generationen.
Zu gegebener Zeit wirst du deine Anlagen entfalten,
und wir werden staunend
die Ähnlichkeiten mit uns entdecken.
Du bringst
vertraute Wesenszüge, Gestaltmerkmale
und Emotionen mit.

Auch Überraschungen,
bei denen wir nachdenklich werden –
wo unser Blick dann sagt:
Woher du das wohl hast?

35. Woche

Du

kommst uns entgegen –
und die Gefühle wechseln in mir
von unruhiger Erwartung bis zur stillen Gelassenheit,
vom tragenden Hoffnungsgedanken bis zur Bitte:
Verlass nicht frühzeitig deine jetzige Welt!

Du

bewegst dich zu Tageszeiten –
die ich schon kenne und wo ich sicher bin,
dass du mich suchst. Den leichten Fingerdruck
als beliebige Berührung von außen erwiderst du
gezielt und sanft von innen her.

Du

begegnest meiner Mütterlichkeit –
und auch der Väterlichkeit. Du vernimmst
diese Stimmen und die zärtlichen Gesten.
Unser Warten schrumpft zusammen in dem Augenblick
deines Eintretens, um dich aufzunehmen in unsere Welt.

36. Woche

Geboren werden –

ist Warten und Schweigen
im Spannungsfeld
unaufhaltsamer Vorgänge.

ist bebende Naturkraft,
die wirksam wird
im Annehmen
und Geschehenlassen.

ist ergreifende Bestimmung,
die Schmerzen auszuhalten
und im Drängen und Lösen
um das Leben zu ringen.
Damit die Nacht
zum Tag werden kann und Trennung zur Erlösung.

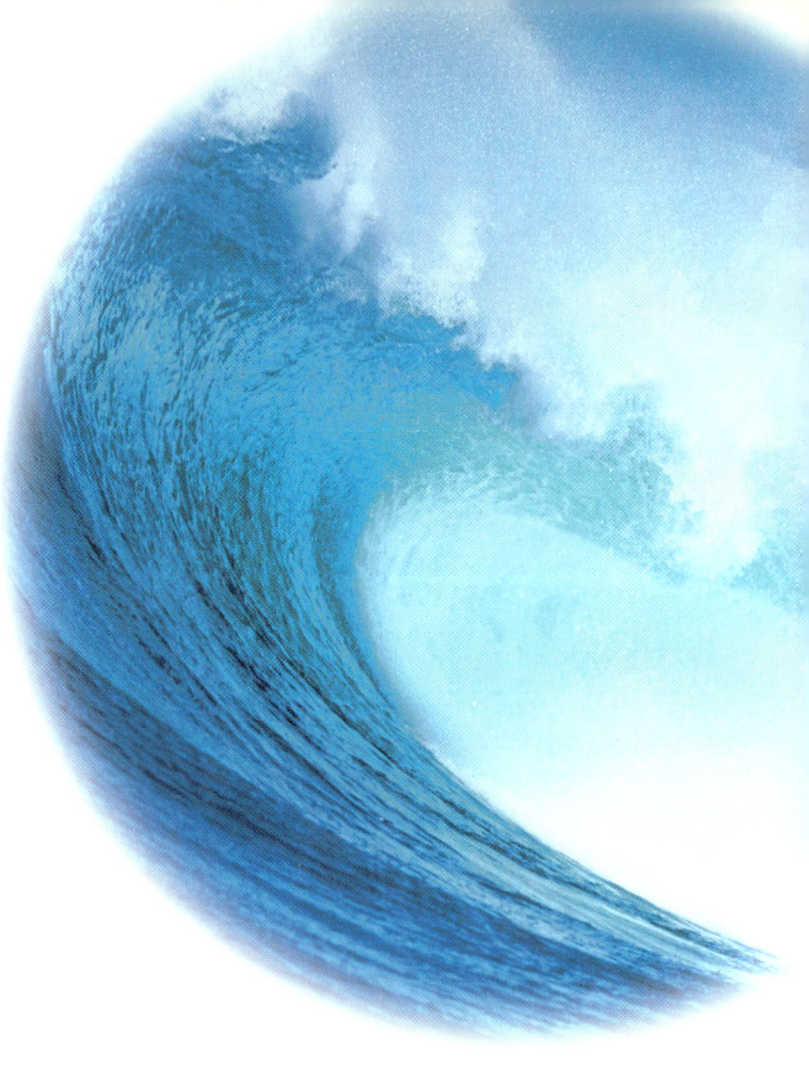

Geburtswoche ____________________

Noch sind es zögernde Anzeichen
doch das Stoßen und Ziehen kündet an:
Die Zeit ist nahe,
um sich dem Willen einer ungeahnten Kraft zu fügen.

Gezählt sind deine verweilten Stunden in mir,
und jede Wehe macht jetzt deutlich,
wie schwer dir und mir diese Anstrengung wird.

Im Schmerz gefangen, erfasst und erdrückt,
erschrecke ich über das Ausmaß.
In der Wucht der Geschehnisse
spüre ich mich von deinem Vater gehalten;
denn du drängst – und ich bin im Augenblick
wieder frei für dich und öffne mich.

Im Bersten der Natur fühle ich mich verloren
und wünsche dennoch, dir Hoffnung zu geben,
dich zu beruhigen, dich auffangen zu können –
doch die Wehe erfasst mich wieder …

Platz fürs erste Foto

Du bist da!

Name/Größe/Gewicht

Geburtstag

Angekommen –
sehnlich erwartet bist du.
Langsam, sehr langsam erschließt sich dir
diese neue Welt.
In den schweren Stunden deiner Geburt,
in denen wir die Einheit verloren,
bangte ich um das gewonnene Vertrauen,
das so innig zwischen dir und mir gewachsen ist.
Du hast den Atem des Lebens aufgenommen
und mit deinem ersten Schrei
unsere Herzen tief bewegt.
Wir empfangen dich,
streicheln behutsam deinen kleinen Körper.
Du bist ein Wunder –
und die kleine, weinende Erlösung für uns.
Du bist Wunsch,
Geschenk und
– Erfüllung!

QUELLENVERZEICHNIS

Das Gedicht von Hilde Domin »Worte« (Worte sind reife Granatäpfel ...) ist mit Genehmigung des S. Fischer Verlags entnommen aus: Hilde Domin: *Gesammelte Gedichte.* © 1987 by S. Fischer Verlag GmbH, Frankfurt am Main. Das Gedicht von Kurt Marti »geburt« (1. Strophe) ist mit Genehmigung des Radius-Verlags entnommen aus: *Geduld und Revolte. Die Gedichte am Rand.* © 1995 by Radius-Verlag, Olgastr. 114, 70180 Stuttgart.

BILDNACHWEIS

Tony Stone Bilderwelten, München: Baby mit Finger im Mund: *Penny Gentieu.* Welle mit Herz: *Peter Cade.* Frauengesicht: *James Darell.* Rose: *Vera Storman.* Regenbogen: *Richard Kaylin.* Männergesicht: *Uwe Krejci.* Schmetterlinge: *Vera Storman.* Schwangere: *Tony Latham*

Bavaria Bildagentur, München: Neugeborenes im Tuch. Frau mit rosa Blüte. Tautropfen: *Meissner.* Kornblume: *Michael Kraft.* Babyfuß: *Michael Simpson.* Welle rund

SuperStock Bildagentur, München: Mondbogen. Frau mit Baby. Lachendes Baby

Mauritius, Mittenwald: Vogelnest

Photonica, Hamburg: Muschel: *Toyohiko Sato*

Zefa, Düsseldorf: Frucht: *Meyer zur Capellen*

ISBN 3-466-34416-6

Druck: J.P. Himmer, Augsburg
Layout und Umschlag: Elisabeth Petersen, München
Umschlagmotiv: SuperStock Bildagentur, München
Gedruckt auf chlorfrei gebleichtem Bilderdruckpapier

1 2 3 4 5 · 03 02 01 00 99